INSTRUCTION

SUR

LES MALADIES INFLAMMATOIRES

ÉPIZOOTIQUES;

ET particulièrement sur celle qui affecte les bêtes à cornes des Départemens de l'Est, d'une partie de l'Allemagne, et des parcs d'approvisionnemens des armées de Sambre-et-Meuse et de Rhin-et-Moselle;

PUBLIÉE PAR LE CONSEIL D'AGRICULTURE, et rédigée par les CC. HUZARD et DESPLAS, Vétérinaires.

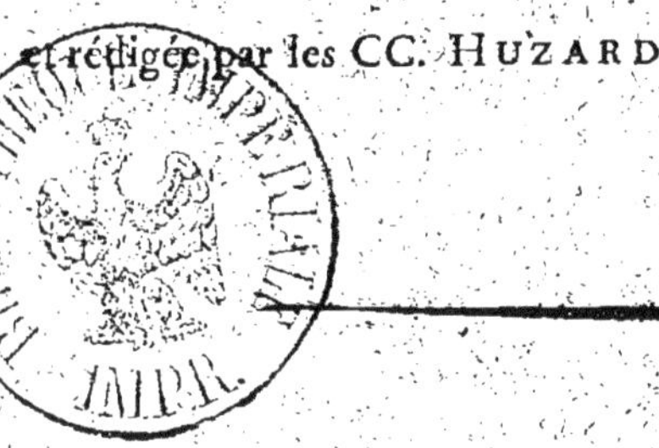

A PARIS,

DE L'IMPRIMERIE DE LA RÉPUBLIQUE.

Nivôse, an V.

MINISTÈRE DE L'INTÉRIEUR.

4.ᵉ DIVISION, BUREAU D'AGRICULTURE.

INSTRUCTION
SUR
LES MALADIES INFLAMMATOIRES
ÉPIZOOTIQUES,

ET particulièrement sur celle qui affecte les bêtes à cornes des Départemens de l'Est, d'une partie de l'Allemagne, et des parcs d'approvisionnemens des armées de Sambre-et-Meuse et de Rhin-et-Moselle ;

PUBLIÉE par le Conseil d'Agriculture, et rédigée par le Citoyen J. B. HUZARD, Vétérinaire, Membre du Conseil et de l'Institut national, et le Citoyen J. B. DESPLAS, Vétérinaire en chef de la 17.ᵉ Division militaire, Commissaires envoyés par le Gouvernement, pour le traitement de cette épizootie.

SI on parcourt attentivement les descriptions des diverses épizooties qui ont ravagé l'Europe depuis un siècle, on s'apercevra facilement qu'elles ont,

A 2

pour la plupart, un caractere général inflammatoire qui les rapproche infiniment les unes des autres. Cette vérité restera parfaitement démontrée, lorsqu'on fera disparaître de leurs traitemens ce qu'ils ont de minutieux, d'inutile et de compliqué.

Ces épizooties ayant autant de rapports entre elles, il y a lieu d'espérer qu'il sera possible d'en amener les traitemens à une uniforme simplicité, qui seule peut les rendre fructueux aux propriétaires et aux gouvernemens.

Il en a été de celle dont il s'agit, comme de toutes les autres qui l'ont précédée : livrée d'abord et long-temps à l'empirisme et au charlatanisme, elle n'a pu être que très-meurtrière ; il ne serait même point étonnant que les moyens préservatifs employés dans les animaux encore bien portans, eussent contribué à développer en eux la maladie. Ces moyens, en effet, consistaient principalement dans l'usage répété du vin, de l'eau-de-vie, de l'urine, du jus de fumier, de la thériaque, de l'orviétan, de l'ail, des oignons, &c. L'idée de contagion, qui est pour ainsi dire liée à celle d'épizootie, paraissait indiquer évidemment l'emploi de ces remèdes, qu'une longue routine a consacrés dans ces sortes de cas (1).

____

(1) La plupart de ceux qui ont écrit sur cette maladie et sur les autres épizooties, confondent ensemble et

(5)

Parmi les gens de l'art qui se sont occupés de cette épizootie, les uns l'ont d'abord regardée comme charbonneuse ; d'autres, comme une péripneumonie gangreneuse, et c'est principalement dans les Départemens où cette maladie est enzootique (1), qu'on l'a considérée sous ce point de vue : un grand nombre, en Allemagne sur-tout, l'ont envisagée comme une inflammation du foie et une dyssenterie bilieuse putride ; quelques-uns, comme une sécheresse des alimens contenus dans le troisième estomac ; d'autres enfin, comme une fièvre nerveuse inflammatoire. Les uns ayant pensé qu'elle était contagieuse, ont conseillé de faire assommer les animaux, et d'employer tous les autres moyens indiqués en pareil cas ; d'autres ont nié cette contagion, qui ne leur a paru rien moins que prouvée.

Quels que soient, au surplus, le point de vue sous lequel les gens de l'art ont considéré la maladie,

____

(1) regardent pour ainsi dire comme synonymes les mots *épizootie* et *contagion*, quoiqu'il puisse régner des maladies épizootiques non contagieuses, comme des maladies contagieuses non épizootiques. Il est important néanmoins de faire cette distinction, comme il le serait également de fixer les idées d'une manière positive sur ce qu'on appelle *maladies contagieuses*.

(1) On donne le nom de maladie *enzootique*, à celle qui règne habituellement sur les animaux du pays.

et les traitemens particuliers qu'ils ont prescrits, tous ont été d'accord sur le fond du traitement; tous ont indiqué les moyens généraux propres à combattre les inflammations.

Dans le cours de notre mission, nous avons vu un grand nombre d'animaux malades ; nous en avons ouvert beaucoup ; nous avons suivi les effets des divers traitemens, et nous sommes restés convaincus que les plus simples avaient toujours été les plus avantageux sous tous les rapports. Nous avons recueilli toutes les observations, dont nous présentons aujourd'hui les résultats. Le Conseil, en les publiant, a pensé que la réunion de ces faits, ainsi que le traitement peu dispendieux que nous indiquons, pourraient encore être utiles dans cette maladie, qui n'est pas entièrement terminée, et dans les autres épizooties inflammatoires qui auraient de la ressemblance avec elle.

Caractère de la maladie.

On ne peut méconnaître, à l'examen des animaux malades et à la lecture de tous les mémoires et procès-verbaux rédigés par les gens de l'art, une inflammation violente et générale, qui se termine, dans les uns, par la *péripneumonie* ou l'inflammation des poumons ; dans les autres, par l'*hépatitie* ou l'inflammation du foie ; souvent par toutes les deux ensemble.

Symptômes.

On doit distinguer dans cette maladie trois sortes de symptômes, savoir ; ceux qui sont communs à toutes les maladies des bêtes à cornes, ceux qui appartiennent seulement aux maladies inflammatoires, et ceux qui sont particuliers à l'épizootie, qui fait l'objet de cette instruction, et à ses complications.

Les premiers sont, la cessation de la rumination, la perte de l'appétit, la diminution de la secrétion du lait dans les vaches, le froid des cornes et des oreilles, le hérissement ou le piqué des poils le long du dos, l'irrégularité de la respiration, la tristesse, et l'air, pour ainsi dire, pensif des animaux (1).

______

(1) Il est plus facile d'observer que de décrire ce dernier symptôme, auquel on fait généralement peu d'attention ; c'est néanmoins celui qui indique plus particulièrement que l'animal est malade, ou qu'il ne tardera pas à le devenir. Il est tranquille à la même place, se portant ordinairement plus en arrière que de coutume ; les objets extérieurs lui sont à-peu-près indifférens ; et quoique ses yeux soient encore beaux, il ne regarde rien, ou il regarde de côté et sans se déranger. C'est en étudiant et en traitant une maladie à l'apparition de ce symptôme, bien plus facile à saisir dans les animaux que dans l'homme, qu'on peut espérer de la combattre avec succès.

A 4

Les seconds, qui succèdent aux précédens, sont, la chaleur plus considérable et le frisson alternatifs, la rougeur et le brillant des yeux, la sécheresse du mufle et de la bouche, la viscosité de la salive, la soif, l'accélération du pouls, le battement des flancs, l'air expiré plus chaud, la rougeur et la rareté des urines, la dureté et la noirceur des excrémens, la perte totale du lait, &c.

Les troisièmes enfin, qui se manifestent les derniers, sont les suivans : l'engorgement des glandes du gosier, la toux sèche, des aphthes dans la bouche et sur la langue, l'oppression, la difficulté de respirer, et un flux plus ou moins abondant par les naseaux, qui se montrent bientôt dans les animaux affectés de la péripneumonie ; comme la couleur jaune des yeux, de la matière qui en flue, celle de la peau aux ars, aux aînes, à la face interne des cuisses, et un flux bilieux par le fondement, sont des signes univoques de l'inflammation du foie.

Le larmoiement paraît, dans l'un et l'autre cas, précéder et accompagner cette épizootie ; il est un des symptômes propres à la faire reconnaître plus particulièrement.

On voit aussi, dans plusieurs animaux indistinctement, des éruptions sur différentes parties du corps, vers la fin de la maladie, et quelques - uns sont couverts d'une sueur abondante.

Dans tous , le renfoncement des yeux dans l'orbite, le gonflement des paupières , l'emphysème le long du dos et sur les côtes (1), la rentrée des éruptions, la lenteur du pouls, le rapprochement des extrémités sous le ventre, lorsque les animaux sont encore debout ; leur faiblesse , la difficulté et l'impossibilité même de les faire lever lorsqu'une fois ils sont couchés ; la sanguinolence , l'odeur putride et cadavéreuse qu'exhale le flux des naseaux ou celui du fondement , sont des signes prochains d'une mort inévitable.

Ouverture des cadavres.

A l'ouverture des cadavres, on trouve tous les désordres qui sont la suite des inflammations générales et particulières ; tels sont , dans l'hépatitie, l'engorgement des viscères du bas-ventre, les taches noires répandues sur les intestins , leur membrane interne très-enflammée , et en partie corrodée par l'âcreté du flux bilieux qui a précédé la mort ; les vaisseaux sanguins , et principalement les veines , sont remplis d'un sang noir , épais et encore

---

(1) L'*emphysème* est une enflure occasionnée par l'air qui se dégage de l'intérieur et qui soulève la peau ; elle rend dans ce cas, lorsqu'on la presse avec la main , un bruit semblable à celui du parchemin , et qu'on appelle *crépitation*.

A 5

liquide ; le foie est d'un gris marbré très-remarquable, d'un volume double et triple de son état naturel, d'un poids énorme, et qui va, dans quelques animaux, jusqu'à 40 et 50 livres ; il est intérieurement rempli d'obstructions, de concrétions, d'hydatides ou bouteilles d'eau, et de vers (1). La vésicule du fiel est distendue dans les mêmes proportions ; elle contient une bile très-fluide : les estomacs sont enflammés dans la portion qui touche le foie ; les alimens contenus dans le troisième, sont desséchés, s'en vont en poussière ; les feuillets eux-mêmes sont violets, noirs, et détachés par lambeaux. C'est l'effet de l'inflammation de cet estomac, voisin du foie, qui a été regardé, par quelques-uns, comme la cause essentielle de la maladie.

Dans la péripneumonie, le poumon est engorgé, noir ; il est aussi plein d'obstructions et d'hydatides ; souvent il y a des abcès ou vomiques qui renferment la matière purulente très-fétide qui coule par les naseaux ; l'un des lobes est plus ou moins décomposé ; la poitrine contient beaucoup d'eau jaunâtre ou sanguinolente, dans laquelle nage la plèvre, qui est adhérente aux côtes et en partie

---

(1) Ces vers, auxquels on a donné le nom de douves (*Fasciola hepatica*, L.), se trouvent même dans les animaux sains.

détruite ; la trachée-artère, les cornets du nez et les sinus de la tête sont engorgés, enflammés, remplis de l'humeur qui flue du poumon, et souvent parsemés de petits chancres ou aphthes, comme ceux qu'on trouve dans la bouche.

Dans tous les cas, on aperçoit des obstructions ou des abcès dans les glandes du gosier, on voit des traces d'inflammation dans le cerveau et au diaphragme ; elle est quelquefois considérable dans l'hépatitie. Ce sont ces derniers symptômes généraux qui ont fait regarder, par quelques personnes, la maladie comme essentiellement nerveuse.

Les bouchers, les écarisseurs, ou ceux qui en remplissent les fonctions, et les propriétaires eux-mêmes, en Allemagne sur-tout, ont si constamment trouvé le foie malade et volumineux, qu'ils ont donné à cette épizootie, dans beaucoup d'endroits, le nom de *maladie du foie* ou de *gros foie*.

Si on lit avec attention les descriptions des épizooties, que *Ramazzini*, *Lancisi*, &c. ont observées en Italie au commencement du siècle ; *Goelicke*, *Mauchard*, *Ens*, *Plenciz*, &c. en Allemagne, en 1730, 1745 et 1761 ; *Sauvages*, *Vicq-d'Azyr* et quelques autres, en France, en 1745, 1775, 1779, &c., on sera convaincu que toutes sont absolument semblables, et ne diffèrent que par plus ou moins d'intensité dans les symptômes. Si les auteurs paraissent quelquefois varier dans les détails, c'est que, sans doute, étant la plupart peu instruits dans l'anatomie comparée et dans la médecine vétérinaire, ils n'ont le plus souvent écrit que d'après les rapports qui leur étaient faits.

Causes de la maladie.

On l'a attribuée à des causes générales et particulières : plusieurs l'ont regardée comme l'effet d'un venin contagieux qui se répand et se multiplie continuellement, en infectant l'atmosphère ; venin dont l'existence serait peut-être assez difficile à prouver et très-facile à détruire ; d'autres, comme la suite de la suppression de l'insensible transpiration, occasionnée par le dérangement des saisons et l'humidité froide des mois de floréal, prairial et messidor derniers ; quelques-uns, comme l'effet du déplacement des animaux malades, et de leur transport des lieux infectés dans des lieux encore intacts. Peut-être, avant d'assigner cette cause, aurait-il fallu observer attentivement si celles qui avaient donné lieu à la maladie dans les premiers animaux, n'existaient pas également dans ceux qui depuis en ont été atteints. Enfin, on n'a pas manqué de l'attribuer encore à la mal-propreté des étables, au mauvais air qui y règne, au fumier qui y séjourne, &c. Mais il faut convenir que si ces dernières causes, bien suffisantes pour faire naître quelques maladies particulières, donnaient lieu à des épizooties, les épizooties seraient, pour ainsi dire, générales en France. Nous nous bornerons à observer à cet égard, que la maladie régnait également dans des Départemens où l'on peut faire tous ces reproches aux habitations des bestiaux, et dans une partie de l'Allemagne, où les étables sont parfaitement bien tenues, et les bestiaux bien soignés.

Il paraît que la véritable cause est une nourriture d'herbes ou de fourrages couverts de vase par les débordemens, et l'humidité de l'hiver et du printemps. Nous la croyons d'autant plus certaine, que les bestiaux de plusieurs villages d'Allemagne, ceux du Département du Bas-Rhin, qui ne fréquentent pas les pâturages, et qui sont nourris à l'étable avec des turneps, des pommes-de-terre, des racines de disette, &c., en ont été exempts, tandis que c'est sur les bords de la Moselle, du Rhin, de la Nab, &c., et dans le Hunds-Ruck, entouré de ces rivières, que la maladie a fait le plus de ravages.

On y ajoute encore avec fondement, pour les animaux des parcs d'approvisionnement, une marche forcée quelquefois de douze lieues par jour, pendant de fortes chaleurs, avec de mauvais fourrages fournis par les entrepreneurs, et la privation de la boisson.

Peu de danger de la maladie.

Il résulte de nos observations, de celles des autres vétérinaires et des officiers de santé qui ont vu et traité cette maladie, qu'elle n'est pas, en général, aussi dangereuse qu'on l'avait d'abord pensé. Elle n'a paru aussi meurtrière que par les pertes occasionnées par un assommement précipité, ou par la négligence qu'on a mise à traiter les animaux malades, ou par les mauvais traitemens qu'on leur a fait subir dans les campagnes : des habitans nous ont assuré que quelques bêtes avaient pris jusqu'à quinze remèdes différens en très-peu de temps, et presque tous dans du vin ou de l'eau-de-vie.

Il naît de ceci une vérité frappante ; c'est qu'au lieu de faire aux animaux malades un traitement mal entendu, qui en tue beaucoup, il vaudrait mieux ne leur en faire aucun, les abandonner entièrement à la nature, les tenir à la diète, et les panser bien. On en guérirait une grande partie s'ils étaient traités méthodiquement et simplement : dans les parcs de Luxembourg, plus des deux tiers des animaux traités par les vétérinaires, ont guéri (1).

______

(1) Nous y avons trouvé 481 animaux malades, et il n'en est mort que 125 environ ; encore les cinq derniers n'ont péri que parce que, lors de leur convalescence,

Est-elle contagieuse !

Elle ne l'est pas des animaux à l'homme , et n'a pas le caractère charbonneux qu'on lui avait d'abord assigné dans quelques Départemens : un de nous s'étant coupé en faisant l'ouverture des cadavres, n'a éprouvé aucun accident; des chiens, des chats, des cochons, des volailles, les bouviers, les gar-diens, les panseurs, ont mangé , sans inconvéniens, de la viande des animaux tués malades , ou morts. Cette viande , dans tous ceux que nous avons ouverts , nous a toujours paru saine , et nous n'a-vons jamais trouvé d'autres traces de la maladie que dans la poitrine , dans le bas-ventre et dans l'arrière-bouche (1).

On dit qu'elle est contagieuse entre les animaux de la même espèce. L'étendue de pays qu'elle a par-courue si rapidement, et quelques faits particuliers , paraîtraient peut-être appuyer cette idée ; mais si

---

on les a conduits dans un bois où ils se sont gorgés de jeunes pousses de chêne , qui leur ont occasionné un flux de sang auquel ils ont succombé.

(1) Quels que soient, au surplus, les effets de la cuisson et des assaisonnemens sur les viandes , nous pensons qu'il est toujours plus prudent de s'abstenir , autant qu'il est possible , de manger de la chair des animaux morts de maladie.

la cause est générale à tous les lieux infectés, la communication des animaux malades avec les animaux sains, et la maladie de ceux-ci, ne prouveraient pas la contagion ; si cette contagion existait dans l'air, dans l'insalubrité des étables, pourquoi les animaux qui y sont restés enfermés sans avoir fréquenté les pâturages, et ayant néanmoins respiré le même air, en seraient-ils exempts ? Nous avons vu des villages conserver leurs bestiaux sains, quoiqu'entourés de villages infectés, et quoique les animaux eussent une multitude de points de communication sur les routes et dans les champs. Nous avons vu des étables dans lesquelles la moitié des vaches étaient mortes, le quart était guéri, et le reste n'avait pas été affecté; toutes étaient restées constamment ensemble, et souvent pêle-mêle, comme à Mersch, près Luxembourg.

Aucune expérience positive ne prouvant la contagion, nous avons invité les officiers de santé et les vétérinaires, et nous invitons ceux qui seront à portée de le faire, d'en tenter quelques-unes. Leurs connaissances sont assez étendues, pour que nous n'ayons pas besoin de leur indiquer ici la marche à suivre; nous pensons seulement que ces expériences ne doivent être faites que sur des animaux importés des pays où les autres causes qu'on soupçonne pouvoir donner lieu à la maladie, n'existent pas.

On a dit qu'elle s'était communiquée aux moutons et aux cochons ; nous nous sommes convaincus que, dans les lieux où on se plaignait de cette communication, c'était la pourriture qui affectait les bêtes à laine: nous avons vu, en Allemagne, dans tous les lieux où régnait la maladie, de nombreux troupeaux de cochons en très-bon état ; personne ne s'est plaint qu'il régnât de maladies parmi ces animaux.

Inutilité de l'assommement.

Cette maladie n'ayant point le caractère d'intensité des épizooties de 1711 et de 1775, l'assommement des bestiaux, mis en vigueur dans ces circonstances, conseillé et suivi dans celle-ci en quelques endroits, est inutile et ruineux ; aux armées, il favorise trop évidemment les abus des fournisseurs des vivres - viande ; dans les campagnes, il décourage le cultivateur.

De l'emploi des cuirs.

Sous le prétexte de la contagion, on ordonne de taillader et d'enterrer les peaux avec les bêtes mortes, tandis qu'on en peut tirer parti. Il résulte de ces ordres encore plus d'abus que de l'assommement. Il n'y a aucun danger à courir pour ceux qui dépouillent les animaux. Dans l'épizootie de

1775, *Vicq-d'Azyr*, aidé par *Rubigny de Ber-teval*, tanneur habile, demeurant à Paris, a publié une instruction sur la manière de rendre ces cuirs propres à être travaillés dans les tanneries, sans craindre cette contagion. Il suffit de les passer sur-le-champ à la chaux (1).

Traitement.

Le traitement propre à empêcher les progrès du mal, est simple et nullement dispendieux; il peut être pratiqué par les gens les moins instruits, par les bouviers, par les propriétaires de bestiaux.

Mais ce traitement, quelque efficace qu'il puisse être, sera toujours insuffisant et inutile aux bestiaux des armées, parce que la cupidité et l'intérêt particulier des entrepreneurs, des fournisseurs et de tout ce qui les entoure, saura toujours en rendre l'exécution impossible et illusoire. Il le sera aussi dans les campagnes, si on ne parvient pas à gagner la confiance des propriétaires, à réveiller leur attention sur le peu de soin qu'ils prennent en général

______

(1) On trouvera cette instruction dans l'*Exposé des moyens curatifs et préservatifs qui peuvent être employés contre les maladies pestilentielles des bêtes à cornes ; par* Vicq-d'Azyr. *Paris, 1776, in-8.°,* pages 564 et suivantes.

de leurs bestiaux , sur-tout dans les commence-
mens de la maladie, qu'ils négligent toujours ; si
on ne peut leur persuader ce que nous avons déjà
dit , qu'elle n'est dangereuse que par les traitemens
multipliés et contradictoires qu'ils mettent en usage,
et les remèdes des charlatans qui les trompent pour
avoir leur argent : si on ne peut les convaincre que
les causes du mal sont toutes naturelles ; que les sorts
et le ciel n'y ont aucune part ; que les processions
et les prières n'ont jamais guéri une seule bête (1) ;
que la méthode d'enterrer à très-peu de profondeur,
près ou à l'entrée des étables, celles qui meurent
de la maladie, dans l'intention d'en préserver les
autres, ne peut être que très-dangereuse, par les
émanations mortelles qu'exhalent les cadavres en
putréfaction , quelle que soit d'ailleurs la cause de la
mort des animaux ; qu'enfin l'intérêt du Gouvernement , dans la conservation de leurs bestiaux, ne
peut être séparé de leurs intérêts particuliers , et que
les secours qu'il leur envoie , sont entièrement
gratuits (2).

---

(1) Nous avons rencontré de nombreuses processions
depuis Thionville jusqu'à Francfort. Des villages entiers
abandonnaient les travaux des champs et les bestiaux
malades, pour aller invoquer des saints , quelquefois à
plus de 50 lieues.

(2) Les Administrations de Département sont chargées
de payer les honoraires des artistes vétérinaires, et les

C'est aux autorités constituées , c'est aux ministres des cultes , c'est sur-tout aux vétérinaires et aux officiers de santé sédentaires dans les campagnes, à propager ces vérités, à les mettre en pratique par leur désintéressement , et à faire ainsi tout le bien que le Gouvernement a le droit d'attendre de leurs talens, de leurs lumières, et de leur dévouement au bien public.

Le traitement préservatif est absolument le même que le traitement curatif ; il doit être mis en usage pour les animaux qu'on soupçonne devoir être attaqués de la maladie , et pour ceux qu'elle affecte.

1.° La saignée, soit avant, soit dans le commencement de la maladie, empêche ou calme l'inflammation du poumon ou du foie. On ne doit plus la pratiquer dès que le flux a lieu par le nez ou par le fondement ; alors elle accélérerait la mort : il vaut mieux en faire deux ou trois médiocres qu'une forte.

2.° Les sétons. On peut en passer plusieurs au travers du fanon, d'une manière bien simple ; on le perce d'outre en outre, avec une verge de fer pointue et rougie au feu ; on passe ensuite dans les trous une corde graissée d'onguent basilicum, et à son défaut, de graisse rance ; on en noue les bouts,

---

médicamens qu'ils emploient dans le traitement des maladies épizootiques.

pour qu'elle ne s'échappe point. Ces sétons attirent l'humeur et l'empêchent de se fixer dans l'intérieur. C'est, pour ainsi dire, l'unique et le plus certain des remèdes dans les épizooties.

3.º Les breuvages et les lavemens faits avec l'infusion de mauve ou de guimauve, de buglose ou de bourrache, de vipérine ou de fleurs de sureau ; toutes plantes qu'on trouve dans le pays et sous la main. On en met une poignée sur une pinte d'eau ; on y ajoute un demi-verre de vinaigre. On peut même se borner à faire avaler beaucoup d'eau tiède, légèrement vinaigrée et miellée.

4.º La boisson d'eau blanchie avec de la farine, et dans laquelle on fera fondre une poignée de sel de cuisine (muriate de soude) par seau ; on la fera avaler aux animaux s'ils ne boivent pas seuls.

5.º Les billots d'assa fœtida ou merde du diable, pilée avec du miel. Ces billots facilitent l'évacuation de l'humeur qui engorge les poumons et les glandes du fond de la bouche.

6.º Des breuvages faits avec la racine d'aunée, ou de gentiane, dont on met quelques onces par pinte d'eau bouillante, lorsque les animaux commencent à se mieux porter, et que la suppuration des sétons est bien établie. Ces breuvages facilitent le retour des forces, et les animaux guérissent plus promptement.

7.º Beaucoup de propreté, et une grande circulation d'air dans les étables. Il ne faut pas y faire brûler du genièvre, ni des plantes aromatiques, ni de vieux cuirs, comme on le recommande ; ces parfums ne conviennent point dans les maladies inflammatoires, et moins encore dans celles de la poitrine : il faut, si les étables sentent mauvais, se borner à y répandre du vinaigre (1).

Suppressions à faire dans le traitement ordinaire des maladies épizootiques.

Il ne faut pas employer, dans le traitement des épizooties, le camphre, le quinquina, l'alcali volatil (ammoniaque), et d'autres médicamens qui ont également été recommandés ; quelques-unes de ces substances, à la dose de deux ou trois gros, comme on les donne ordinairement, sont insuffisantes (2) ; et à celle de quelques onces, doses con-

____

(1) Peut-être qu'une idée juste de ce qu'on appelle *contagion*, mettrait à portée d'apprécier la valeur réelle de toutes ces odeurs fortes, qu'on croit capables de la chasser ; mais cette idée juste nous manque encore : peut-être aussi que le feu seul produit tous les effets qu'on a attribués aux matières combustibles seulement.

(2) Par exemple, si on employait la crême de tartre ou la pierre de vin, bonne à cause de sa nature acide, il faudrait la donner à la dose de quatre ou six onces, au moins. Elle n'est pas chère ; mais il faut à-peu-près trente fois son poids d'eau bouillante pour la dissoudre : elle ne se

venables, pour que leurs effets fussent marqués,
elles auraient bientôt couvert, et au-delà, la valeur
des animaux : d'où il résulte que toutes les fois
que le traitement d'un animal malade excédera ou
équivaudra seulement sa valeur, le propriétaire
courra une chance plus avantageuse en l'aban-
donnant à la nature. Il est temps de rappeler la
médecine des animaux à une simplicité dont
elle n'aurait jamais dû s'écarter, et que la
cupidité seule peut encore éloigner. C'est sur-tout
dans les cas d'épizooties, que cette simplicité est
impérieusement commandée, et qu'elle doit être
pratiquée.

Nous n'indiquons point ici les détails particuliers
de police administrative ; nous ne pouvons que
nous en rapporter entièrement, pour ces objets,

---

dissout que très-peu, ou point, dans l'eau froide ; et si
on la mêle à la boisson, elle reste au fond du seau,
comme du grès très-fin ; si on la donne en substance,
elle ne se dissout pas mieux dans les estomacs, et elle
occasionne des tranchées. Il faut donc aussi l'abandonner.

Il en est de même des mouches cantharides, qui sont
chères ; une foule d'observations nous ont fait reconnaître qu'elles avaient souvent l'inconvénient d'accélérer
la dégénérescence gangreneuse du poumon dans les inflammations de poitrine : le séton avec la verge de fer rougie
au feu, les remplacera suffisamment.

aux soins de nos collègues, à ceux des officiers de santé et des agens chargés de la confiance du Gouvernement.

Signé HUZARD, DESPLAS.

Les membres du Conseil d'Agriculture :

Signé HUZARD, VILMORIN, J. B. DUBOIS, TESSIER, CELS, ROUGIER-LA-BERGERIE.

Vu par le Ministre de l'Intérieur.

BÉNÉZECH.

EXTRAIT DU REGISTRE

DES ARRÊTÉS

DE L'ADMINISTRATION-CENTRALE

DU DÉPARTEMENT DE JEMAPPES.

Séance du 7 Pluviose, 5me. année de la République Française.

Présens les Citoyens HOUZÉ, Président; DELNEUFCOUR, GALLARDON, DEFACQZ et GHILLENGHIEN, Administrateurs composant l'Administration centrale du Département de Jemappes; WOLCKERICK, Commissaire du Directoire-exécutif; et ESNAULT, Secrétaire général.

L'ADMINISTRATION CENTRALE DU DÉPARTEMENT DE JEMAPPES, informée des progrès que faisoit dans certains Cantons la maladie Épizootique, s'occupa de suite des simples mesures de précautions, elle recherchа par elle-même tout ce que des gens de l'Art nous avoient laissé de leur expérience sur la même maladie qui attaque de tems à autre les Bêtes à cornes, elle envoya des Artistes vétérinaires sur les lieux, elle stimula les Officiers de santé dont le zèle pour la chose publique et la Science sont connues. Les Municipalités de Gosselies, Libre-Sur-Sambre, Mons et Harveng, montrèrent beaucoup d'activité. Un mémoire produit de diverses expériences répétées en fut le fruit. L'Administration l'a fait imprimer pour ses Administrés avec celui que le Ministre de l'Intérieur lui a envoyé, rédigé par des

A

Artistes vétérinaires, qui se sont rendus dans les endroits où la maladie avoit tué le plus d'animaux. Les principes y contenus coïncident avec ceux qui ont dirigé les Officiers de santé de la commune de Mons dans la rédaction de leur mémoire.

L'Administration centrale du Département de Jemappes, considérant que la première mesure préservative contre les progrès de la maladie Épizootique est celle qui résulte des connoissances de la maladie même des dangers qu'elle entraine avec elle et des remèdes.

Le Commissaire du Directoire exécutif entendu ; Arrête que les instructions sur les maladies inflammatoires épizootiques rédigées par les Citoyens Huzard et Desplas, et les Citoyens P. Honnorez, Antoine Knapp, Léopold-Joseph Mauroy, Fidel-Joseph-Christophe Preud'Homme, Jean-Léopold Lefebvre, et N. D. Willame, Officiers de santé, seront imprimées avec l'avis qui précède, et envoyés dans toutes les communes du Département, où elles seront déposées chez le Commissaire du Directoire exécutif, et l'Agent municipal.

Pour extrait conforme.

Signé HOUZÉ, président ;

ESNAULT, Secrétaire en chef.

ns
us
ci-
de
on

de
re
ie
s-
le

n-
es
es
es

he
).
es
es
nt
re

ns
us
ci-
de

www.ingramcontent.com/pod-product-compliance
Ingram Content Group UK Ltd.
Pitfield, Milton Keynes, MK11 3LW, UK
UKHW022241070726
13613UKWH00005B/2053